QUELQUES APERÇUS

SUR LES

FIÈVRES PERNICIEUSES,

PAR LE DOCTEUR LIÉGEY,

MEMBRE CORRESPONDANT DE LA SOCIÉTÉ MÉDICALE D'ÉMULATION
DE LA FLANDRE OCCIDENTALE,
MÉDECIN A RAMBERVILLERS (VOSGES).

NOVEMBRE 1849.

ÉPINAL,

De l'Imprimerie de veuve Gley.

QUELQUES APERÇUS

SUR LES

FIÈVRES PERNICIEUSES,

PAR LE DOCTEUR LIÉGEY,

MEMBRE CORRESPONDANT DE LA SOCIÉTÉ MÉDICALE D'ÉMULATION
DE LA FLANDRE OCCIDENTALE,
MÉDECIN A RAMBERVILLERS (VOSGES).

NOVEMBRE 1849.

ÉPINAL,

De l'Imprimerie de veuve Gley.

1849

QUELQUES APERÇUS
SUR LES FIÈVRES PERNICIEUSES.

J'ai principalement pour but de tâcher de prouver que le choléra peut s'offrir sous le type intermittent dans une contrée non paludéenne ; que, chez nous, l'influence cholérique n'est pas née *ex-abrupto*, mais que la plante morbide y a d'assez longues périodes de germination et d'accroissement ; qu'enfin le choléra asphyxique, algide, est le plus grand anneau d'une longue chaîne de pyrexies à laquelle se rattachent les diverses formes de la maladie dite méningite encéphalo-rachidienne épidémique, la grippe et certaines fièvres exanthématiques.

Qu'il me soit permis d'abord de dire un mot des deux localités qui ont été les principaux théâtres de mes observations.

Baccarat (Meurthe) et Rambervillers (Vosges), ne sont point dans des contrées marécageuses, bien que les eaux y soient abondantes ; mais ce qu'ils offrent de plus saillant et de plus défavorable au point de vue hygiénique, c'est que, sous l'influence du voisinage des montagnes des Vosges, les transitions de température s'y font brusquement, dans la première localité surtout.

Si ces localités, distantes l'une de l'autre de 15 kilomètres seulement, se ressemblent sous le rapport des transitions de température qu'elles subissent, elles diffèrent sensiblement, en ce que l'air froid et sec domine dans la première, tandis que l'air froid et humide domine dans la seconde, différence qui tient principalement à celles de la topographie et des eaux.

Sous le nom de Baccarat, je comprends Deneuvre et Baccarat proprement dit, parce que, séparés à peine par le clocher qui leur est commun, ils ne sont réellement que deux parties d'une même population, sans être cependant situés sur le même plan. Deneuvre occupe la crête d'une colline ; Baccarat, au contraire, est presque tout entier dans la vallée, mais une belle et large vallée, bien ventilée, trop ventilée peut-être même, où coulent rapidement sur un lit sablonneux les eaux limpides de la Meurthe. Réunies, ces deux parties du même bourg, dont la population s'élève à 3,500 âmes environ, occupent autant et même plus d'espace que Rambervillers, qui compte 5,600 habitants, dont les rues sont généralement étroites, et qui est bâti dans un vallon assez resserré que traverse lentement l'eau rarement transparente de la Mortagne.

Les fièvres intermittentes ne sont ou plutôt n'étaient endémiques ni à Rambervillers, ni à Baccarat ; mais, chose remarquable, avant l'époque dont je vais parler, ces maladies furent moins rares dans la seconde que dans la première localité, dont cependant les conditions climatériques, hygiéniques semblent plus propres à leur développement. Cela résultait-il de ce que la population de Baccarat, en grande partie industrielle, plus affaiblie que celle de Rambervillers, résistait moins bien aux vicissitudes d'ailleurs plus grandes de la température ? Je suis porté à le penser, ayant observé principalement la fièvre intermittente ordinaire dans la classe industrielle, ou plutôt dans une fraction de cette classe, celle des tailleurs sur cristaux (1).

(1) Une autre fraction des ouvriers de la cristallerie de Baccarat, celle des verriers, était à peu près exempte de cette maladie, ainsi que des affections de poitrine, et en particulier de la phthisie pulmonaire qui décimait, qui décime les tailleurs sur cristaux.

Comment expliquer cette quasi-immunité dont jouissaient, dont jouissent ces verriers, relativement à des maladies auxquelles sembleraient devoir les disposer leur genre de travail et certaines habitudes ? En effet, en voyant dans ces vastes halles, traversées en tous sens par des courants d'air, hommes et enfants couverts

Au commencement de 1842, il n'y avait point encore de fièvres pernicieuses à Baccarat, mais déjà, sans cause connue, s'y montrait une constitution médicale insolite : les affections typhoïdes offraient des rémittences manifestes, les névralgies étaient devenues communes, la fièvre intermittente ordinaire avait presque disparu. En revanche, la plupart des symptômes nerveux s'accompagnaient, dès le début ou bientôt après, d'un mouvement fébrile rémittent ou intermittent. Ce mouvement fébrile était général ou local, n'ayant lieu, dans ce dernier cas, que dans la partie souffrante (fièvre topique); complet ou incomplet et d'une intensité très-variable : tel individu n'éprouvait qu'un frisson, tel autre qu'une sueur ; un troisième présentait les trois stades de la fièvre. Dans certains cas, les accidents se montrèrent une ou plusieurs fois chaque jour ; dans d'autres cas, chaque deux, trois et un plus grand nombre de jours ; j'ai même vu, à cette époque comme depuis, des femmes n'avoir qu'un ou plusieurs accès chaque mois ; à l'époque menstruelle, qui en était augmentée ou diminuée.

Non moins variables étaient le siége, l'intensité et la forme des symptômes nerveux. Aussi multipliées que les points périphériques du système nerveux cérébro-spinal, tantôt errantes et fugaces, tantôt fixées plus ou moins longtemps au même lieu, les douleurs n'occupaient parfois qu'un point très-limité, véritable clou névralgique ; d'autres fois elles se produisaient dans une portion assez étendue du système nerveux, dans la longueur des nerfs brachial, sciatique, par exemple.

Les douleurs les plus ordinaires furent bientôt les douleurs céphaliques rachidiennes avec des irradiations variables. Pendant longtemps, je l'avoue, je ne sus point donner à ces douleurs l'importance qu'elles méritaient ; leur juste appréciation m'eût cependant préservé de bien des erreurs, non-seulement dans les névralgies bénignes, mais aussi dans les fièvres graves dont il sera question.

Si j'avais connu l'harmonie qui existe entre les douleurs céphaliques rachidiennes et les différentes localisations des autres symptômes, je n'aurais pas confondu, comme je l'ai fait, les manifestations d'une simple perturbation nerveuse avec les manifestations d'une lésion organique ; je n'aurais pas pris l'effet pour la cause, et j'aurais vu que ces maladies protéiques avaient un siége commun, une nature commune.

De la combinaison du mouvement fébrile avec les divers effets de la perturbation nerveuse, résultaient des groupes variés de symptômes, simulant plusieurs maladies aiguës et même certaines affections chroniques dont je citerai la phthisie pulmonaire comme premier exemple. Combien de fois, en 1842 et plus tard, n'ai-je pas été consulté pour un ensemble de symptômes consistant en toux plus ou moins violente, oppression, douleurs dorsales, points de côté, sueurs nocturnes, amaigrissement !

---

de sueur, n'ayant pour vêtements que le pantalon et la chemise qui laissent les bras, le cou et la partie antérieure de la poitrine à découvert ; en les voyant, dans cet état, avaler pendant le travail des liquides froids, de l'eau le plus souvent en abondance, ou tremble pour leur poitrine et l'on se dit que la pneumonie, la pleurésie les attendent au sortir de l'atelier. Eh bien ! il en a été rarement ainsi, et la bronchite, la simple bronchite est loin de les atteindre souvent. Ceci a bien quelque analogie avec ce qui se passe chez les personnes adonnées aux travaux des champs, et dont les affections thoraciques sont certainement rares, comparativement au nombre des imprudences commises.

Doit-on en conclure que l'ingestion d'un liquide froid, de l'eau dans l'estomac lorsque le corps est en sueur, ne soit pas une cause de pneumonie, de pleurésie, etc.? Je ne le pense point. Cela prouve seulement que, pour agir, cette cause a besoin de certaines dispositions de l'organisme, et qu'elle peut rencontrer une influence antagoniste plus forte qu'elle.

Sans parler de l'habitude, cette influence antagoniste résulte, selon moi, chez les verriers plus encore que chez les habitants de la campagne, de l'exercice musculaire général dans un air pur ; ce qui active toutes les fonctions et donne aux organes pulmonaires en particulier une grande force de résistance.

Du reste, peu importent mes explications ; le fait est positif, comme est positive l'influence de l'air humide, impur, que respirent les tailleurs sur cristaux dans leurs ateliers, et aussi d'un travail dans lequel la partie supérieure du corps est presque seule exercée, dans lequel les bras, constamment mouillés par l'eau qui jaillit de la meule, communiquent à la poitrine une vibration qu'ils reçoivent de cette meule ; circonstances qui tendent nécessairement à congestionner les organes respiratoires.

Toutefois, il ne faut pas mettre entièrement sur le compte du travail et de l'insalubrité des ateliers ce qui se passe dans la santé des tailleurs, parce qu'ils se nourrissent en général fort mal, plus mal que les verriers et qu'ils ont plus que ceux-ci la malheureuse habitude de boire de l'eau-de-vie à jeun.

J'ajouterai que la profession de tailleur sur cristaux ne peut tarder à s'améliorer sous le rapport sanitaire, les chefs intelligents et humains qui dirigent ce bel établissement de Baccarat, ayant remplacé en partie par des salles vastes et bien aérées les anciens ateliers bas et sombres.

Eh bien ! Cet ensemble de symptômes, que n'accompagnaient point d'ailleurs les signes matériels de l'affection tuberculeuse, n'était autre chose qu'une fièvre larvée, et ce qui le prouve, c'est que plusieurs malades guérirent par les préparations de quinquina et que d'autres, traités autrement, finirent par succomber à une pyrexie aiguë, après avoir été plus ou moins longtemps minés par la pyrexie chronique.

A côté de ces phthisies simulées, s'il m'est permis de m'exprimer ainsi, il en était de trop réelles, dont la marche fut singulièrement accélérée par l'effet d'une pyrexie chronique. C'est ainsi que je vis de malheureux phthisiques succomber quelques mois après les premiers symptômes des tubercules ; mais je dois dire que la mort, dans ces cas, eut lieu bien avant une désorganisation aussi avancée que dans les cas ordinaires. Cette marche insolite de la phthisie n'a rien qui doive étonner, les malades étant alors rongés par deux fièvres.

Comme second exemple de maladies chroniques accélérées dans leur marche fatale par une pyrexie greffée sur elles, je citerai le cancer. Chez deux femmes affectées de cancer au sein, les glandes mammaires s'accrurent de volume presqu'à vue d'œil, sous l'influence des accès de névralgie thoracique, qui, rebelles à diverses médications, notamment à l'emploi du quinquina, tourmentèrent ces malheureuses femmes jusqu'au dernier soupir. A propos d'engorgement glandulaire, je mentionnerai le gonflement presque subit de la parotide chez les enfants, gonflement précédé de quelques douleurs locales et de fièvre légère.

L'influx nerveux qui produisait ainsi la turgescence des glandes, donnait encore naissance à d'autres phénomènes, tels que l'injection vive des conjonctives avec larmoiement, le gonflement des gencives et la salivation dans certaines névralgies de la face. A propos de ces divers phénomènes, on pouvait dire : *ubi dolor, ibi fluxus*.

A la fin de 1842, après un règne d'affections miliaires n'attaquant que les enfants, et de grippe s'accompagnant parfois de pneumonie adynamique chez les vieillards, les affections nerveuses se montrèrent ordinairement vers les organes respiratoires : les symptômes de l'asthme, du croup, furent associés à un mouvement fébrile rémittent, intermittent ; il y eut plusieurs cas de fièvre pernicieuse croupale.

Dans les premiers mois de 1843, l'influence pyrétique fit un grand pas, c'est-à-dire que le nombre de cas graves s'accrut beaucoup, sans que cependant celui des malades en général fût beaucoup plus grand. Cette influence, dont tout ce que j'avais observé jusque là, n'était en quelque sorte que le prélude, commença réellement alors à mériter le nom de pernicieuse ; car, se cachant sous la forme des maladies aiguës les plus graves, elle enlevait les malades après un petit nombre d'accès, quelquefois même dans un premier accès, malgré l'emploi des moyens que les symptômes semblaient le mieux indiquer.

Ceci a principalement rapport aux émissions sanguines. Quoi cependant de mieux indiqué, de plus rationnel en apparence, que la saignée chez cet individu sanguin, foudroyé par des accidents de forme apoplectique ? chez cet autre pris d'une hématémèse ? chez un troisième en proie à un délire subit et furieux ? Pourquoi donc le traitement antiphlogistique a-t-il été sans aucune utilité chez ces malades ? C'est que les symptômes offerts par eux ne furent que des masques différents d'une entité morbide dont la nature était loin d'être sthénique.

Outre les fièvres rémittentes, intermittentes pernicieuses apoplectique, hémorrhagique, délirante, j'observai alors, avec des types analogues, les formes épileptique, convulsive, éclamptique chez les femmes en couches, tétanique, extatique, paralytique, en même temps je voyais des phénomènes choréiques, certaines altérations des sens isolées ou jointes à d'autres symptômes.

En 1844—45, l'influence pernicieuse, tout en continuant à s'exercer sous différentes formes, se localisa préférablement vers les organes digestifs : ce fut alors que je commençai à observer la fièvre pernicieuse dyssentérique et la fièvre cardialgique. A côté de ces pyrexies de haute gravité, régnaient des diarrhées et des dyssenteries dont, en 1845, je reconnus sinon l'unique cause, du moins une cause bien positive ; je veux parler de l'alimentation.

A cette époque déjà, les pommes de terre étaient malades, les bestiaux nourris avec un fourrage débilitant, fournissaient du laitage et des viandes peu nutritifs; les céréales, associées naturellement à des graines étrangères, produisaient des farines qui, défectueuses par elles-mêmes, le devenaient davantage encore par l'effet de la fraude. Aussi, le pain, regardé vulgairement comme le plus simple, le plus pur, le plus hygiénique des aliments, était-il devenu la substance la plus hétérogène, la plus impure, la plus malsaine dont on se nourrît alors.

En m'exprimant ainsi d'une manière générale sur la qualité du pain que j'ai eu sous les yeux dans plus d'une localité, je n'exagère point, car j'ai vu, dans un laps de temps assez court, plus de cent diarrhées ou dyssenteries être le résultat de cet aliment. Et l'on ne m'accusera point d'erreur lorsque j'aurai dit qu'il a suffi dans tous ces cas, pour faire cesser et reproduire les accidents, de quitter et de reprendre l'usage du pain pendant peu de temps.

L'opium, qui réussit si bien dans certaines diarrhées et dyssenteries, était nuisible dans celles dont il s'agit; chose facile à concevoir : cet agent médicamenteux empêchait une élimination nécessaire. Aussi, avant d'avoir apprécié cette cause matérielle de diarrhées et de dyssenteries, ai-je été obligé plus d'une fois de rendre le flux, au moyen d'un laxatif, au malade qui, sous l'influence de la disparition de ce flux par l'opium, avait le ventre tendu, ballonné et plus douloureux qu'auparavant.

Les accidents intestinaux en question, ne résultaient pas de toute espèce de pain, mais d'abord presque exclusivement de celui de boulangers, qui avait cependant un plus bel aspect, semblait mieux fait que le pain dit de ménage, c'est-à-dire préparé chez les particuliers. Quelle part devait-on faire à la fraude et à qui devait-on l'attribuer? était-ce aux boulangers ou aux meuniers? Je l'ignorais et je l'ignore encore. Toujours est-il que je n'ai pu, à cette époque, m'empêcher d'exprimer le regret que ce qui concerne l'alimentation ne fût pas soumis à une surveillance sévère.

De trop rares procès, de trop faibles condamnations infligées, dans plusieurs parties de la France, vers la même époque, à des misérables qui spéculaient ainsi aux dépens de la santé publique, prouvent assez, néanmoins, que ce que je signale ne fut point un fait isolé.

Je n'ai point fait une analyse assez exacte pour me prononcer sur la nature de la substance ou des substances mêlées aux farines souvent gâtées ; je dirai seulement, qu'un marchand de farines, d'une ville voisine, fût condamné à l'amende et à la prison en 1846, pour sophistication de sa marchandise par du plâtre ; ce qui prouve que l'abus fut de longue durée.

Sans doute, rien de semblable ne s'est fait depuis la fin de la malheureuse année 1847 ou le commencement de 1848, et n'aura lieu d'ici à la récolte de 1850, parce que le bas prix des céréales n'aurait permis, ne permettrait à cette coupable industrie de réaliser que de trop minces bénéfices ; mais revienne une année de pénurie, et, à moins de mesures spéciales, l'on verra bien vite la fraude recommencer.

Cette digression à propos de l'alimentation est un peu longue, mais elle me semble avoir une certaine importance au point de vue étiologique de l'une des phases de l'influence pyrétique dont je vais continuer à suivre la marche :

Outre les formes dyssentérique, cardialgique dont j'ai parlé, je vis alors la forme péritonitique, à rémittences et à intermittences en général fort courtes. Cette fièvre péritonitique, qui attaquait préférablement les femmes récemment accouchées, offrait des douleurs lombaires-rachidiennes et abdominales vives, des vomituritions et un trouble assez marqué de la fonction urinaire. Quand la terminaison funeste avait lieu, les derniers symptômes étaient le délire, les convulsions ou le coma.

Dans la forme péritonitique, les émissions sanguines n'avaient pas plus d'utilité que dans les autres formes pernicieuses, et, comme dans celles-ci, le traitement qui me réussit le mieux fut l'emploi du sulfate de quinine seul ou combiné avec l'emploi du calomel.

En 1846, j'avais quitté Baccarat ; mais appelé de temps en temps à y voir des malades, je pus me convaincre que l'influence pernicieuse ne s'y était point éteinte ; que, moins intense, il est vrai, pendant quelque temps, elle n'avait réellement fait que se reposer pour mieux frapper sous une forme nouvelle, en 1849. On sait que le choléra a sévi naguère sur Baccarat et Deneuvre d'une manière cruelle.

Ce qu'il importe de noter, c'est que cette maladie, accompagnée de douleurs céphaliques rachidiennes, s'est présentée parfois sous le type intermittent, si franchement intermittent, qu'un médecin peu ami du sulfate de quinine dans le choléra, n'a pas hésité à l'administrer dans deux cas qui se sont terminés par la guérison.

Mais laissant de côté pour le moment la question thérapeutique, je termine cette première partie de mon travail, en disant que l'influence dont j'ai suivi presque pas à pas le développement, ne s'était point circonscrite dans Baccarat et Deneuvre, mais que j'observai quelque chose d'analogue dans plusieurs communes du canton, notamment dans cette petite commune de Gelacourt qui, elle aussi, vient d'être cruellement décimée par le fléau.

Voyons maintenant ce qui s'est passé dans mon autre clientèle :

Peu de temps après mon arrivée à Rambervillers, j'acquis la conviction qu'il y existait une influence moins intense, moins avancée (1) en apparence, mais de la nature de celle que je venais d'observer à Baccarat. En effet, d'après les renseignements que j'obtins, il ne me fut pas difficile de reconnaître dans les névralgies assez communes depuis deux ans environ, les névralgies qui, à Baccarat, avaient été le germe des fièvres pernicieuses ; dans la paralysie des membres que je rencontrai chez deux enfants d'abord, le résultat d'une pyrexie paralytique. Ces deux enfants âgés l'un de deux ans, l'autre de trois, avaient été pris dans la même nuit, mais non dans la même maison, de paralysie incomplète, celui-ci au bras droit, celui-là aux deux jambes, à la suite de quelques accès de fièvre et de douleurs locales. Chez tous deux, le mouvement fébrile et les douleurs se dissipèrent spontanément, par l'effet de la paralysie qui, à peu de chose près, est encore ce qu'elle fut à l'époque de son invasion.

Si ce n'était sortir des limites étroites que me trace ce résumé, j'établirais une série des degrés de la fièvre paralytique que j'ai observés depuis lors ; cette série commencerait par une paralysie lente, incomplète, très-circonscrite ; elle finirait par la paralysie subite et générale. Le premier degré pourrait être représenté par la paralysie incomplète des doigts d'une main ; le dernier, par cette fièvre pernicieuse foudroyante paralytique qui vient de nous enlever un vieillard. Parmi les degrés intermédiaires, il y aurait la dysphagie, la paralysie de tout un membre, etc.

Le champ des paralysies qui peuvent naître sous l'influence est vaste, mais elles ne diffèrent réellement que par leur localisation, leur étendue, leur degré ; elles sont bénignes ou pernicieuses, selon qu'elles se produisent dans des organes peu importants ou dans des organes nécessaires à la vie.

Ceci s'applique également aux autres phénomènes de nos pyrexies : il existe en petit dans la plus légère ce qui se produit en grand dans la plus grave. Combien d'effets de la perturbation nerveuse ne voit-on pas, par exemple, dans la névralgie faciale, et même dans celle qui n'affecte que la région oculaire ! Dans les douleurs et le froid orbitaires, le clignotement et la paralysie ou chute de la paupière supérieure, l'injection souvent subite de la conjonctive et le développement des glandes mucipares pointillées en blanc par une sécrétion plastique, dans le flux lacrymal parfois abondant ; dans ces phénomènes résultant d'une perturbation nerveuse superficielle, on peut reconnaître les rudiments du froid algide, des grandes douleurs, des convulsions, des paralysies, des lésions glandulaires avec sécrétion plastique, des injections, des infiltrations sanguines considérables, et des flux divers que produit une perturbation nerveuse profonde.

Aussi regardai-je depuis longtemps nos fièvres pernicieuses comme des névralgies des centres nerveux. Et quelle autre opinion aurais-je pu me former après avoir vu tant de fois les accès de la névralgie bénigne, précéder, accompagner les accès pernicieux et alterner avec ceux-ci ; après avoir vu aussi, par exemple, la paralysie du pied, précédée d'une douleur rémittente ou intermittente dans cette partie, gagner successivement, à la suite de douleurs ascendantes, la jambe, la cuisse, arriver au

____

(1) En réalité elle l'était davantage, ainsi qu'on le verra bientôt.

rachis et s'accompagner alors de la paralysie du rectum, de la vessie ; puis, si la guérison avait lieu, l'affection suivre une marche inverse et se terminer par la paralysie et la douleur initiales ?

Je reviens maintenant à la marche de l'influence.

En 1846—47, les névralgies se multiplièrent encore ; des symptômes scorbutiques apparurent soit dans la bouche, soit sur la peau, sous forme de taches d'aspect pétichial. Néanmoins, les fièvres pernicieuses furent assez rares dans notre ville, plus rares proportionnellement que dans certains villages du canton ; mais, en revanche, la plupart de nos fièvres typhoïdes furent entrecoupées et accélérées dans leur marche par des accès qui enlevaient les malades, si l'emploi des préparations de quinquina, principalement du sulfate de quinine, n'était joint à la médication fondamentale de l'affection typhoïde.

Cette médication fondamentale consistait, pour moi, depuis longtemps, dans l'emploi du calomel, soit à doses évacuantes dans les cas avec constipation, soit dans les autres cas, à doses fractionnées et généralement continuées jusqu'à salivation, phénomène important, sur lequel je reviendrai plus tard. Dans ces fièvres typhoïdes entrecoupées, d'accès pernicieux, et que, pour cette raison, on pourrait appeler pludo-pernicieuses, le calomel joua un rôle thérapeutique plus grand que celui du sulfate de quinine, parce que l'élément typhoïde y était dominant.

A la fin de 1847, nous eûmes un règne de grippe assez court, il est vrai, mais digne néanmoins d'être pris en considération dans la marche de l'influence fébrile, car il signala véritablement le début du règne épidémique des fièvres pernicieuses.

La grippe qui, même dans les cas légers, prit communément le type rémittent, quelquefois le type intermittent, et offrit comme symptômes ordinaires, la céphalalgie et la rachialgie, cette grippe se termina par la mort chez quelques enfants et quelques vieillards ; dans ces cas, la marche de la maladie fut rapide, les symptômes à caractères pernicieux furent évidemment l'exagération des symptômes bénins de la grippe. Il y avait donc une grippe pernicieuse qui, chez plusieurs malades, fut traitée avec succès par les préparations de quinquina.

Après la fièvre pernicieuse croupale chez l'enfant, la pneumonique chez le vieillard (fièvre pneumonique que je ne confonds pas avec la pneumonie adynamique qui se montra aussi alors), je ne tardai pas à voir d'autres fièvres pernicieuses, à répéter en grande partie les observations que j'avais faites à Baccarat, et à en ajouter de nouvelles. Ceci se passait au commencement de 1848.

A côté des pyrexies graves, à marche aiguë, se voyaient d'autres maladies offrant une symptomatologie analogue, ayant une marche lente, bien qu'entrecoupée d'accès parfois brusques et intenses. Ces maladies, que j'appellerai fièvres pernicieuses chroniques, différaient des typhoïdes speudo-pernicieuses en ce que, au contraire de celles-ci, l'élément typhoïde était comme latent et quelquefois même n'existait pas dans celles-là.

Ce qui prouve qu'il y eut, du moins dans un certain nombre de cas de ces pyrexies chroniques, autre chose que l'élément intermittent, c'est que, lors même que le sulfate de quinine ou une autre préparation de quinquina enlevait les accès, il laissait assez souvent un mouvement fébrile qui, pour être peu prononcé, n'en fut pas moins réel, et un état de faiblesse générale remarquable. Le sulfate de quinine avait besoin alors d'une médication auxiliaire, et cette médication consistait dans l'emploi du calomel et des boissons toniques.

Je pourrais donc diviser les fièvres pernicieuses chroniques en pernicieuses typhoïdes et en pernicieuses non typhoïdes, division également applicable aux pyrexies aiguës. Mais qu'il me soit permis de dire quelques mots encore, des fièvres pernicieuses chroniques.

Si les pernicieuses aiguës changent quelquefois de forme ; si parfois les pernicieuses chroniques conservent jusqu'au bout la forme du début ; si, par exemple, déjà au commencement de 1848, j'ai pu voir, à Rambervillers et dans les environs, des personnes succomber après une longue maladie n'ayant offert, outre le mouvement fébrile et les douleurs rachidiennes, d'autres symptômes que des vomissements avec douleurs épigastriques, la transformation a été chose très-ordinaire dans les fièvres pernicieuses chroniques. Tel malade qui, au début, avait été en proie aux convulsions, présenta ensuite des symptômes à forme pneumonique, puis a succombé dans un accès apoplectiforme.

Le nombre des formes qui se succédèrent dans les fièvres pernicieuses chroniques, fut quelquefois bien plus grand ; j'ai même vu plusieurs malades présenter la succession de toutes les formes pernicieuses, et, chez plus d'un d'entre eux, cette pérégrination morbide se faire à plusieurs reprises sur l'organisme.

Bien que les accès n'aient pas, dans ces affections chroniques, la violence des accès se produisant dans les affections aiguës, celui qui n'a pas observé ces maladies multiples, se figurerait difficilement ce qu'il y a là d'amères déceptions pour le médecin, les parents du malade et surtout le malheureux patient. Maintes fois, dans les intervalles d'accès, celui-ci sourit à l'idée de sa guérison, et maintes fois le Protée morbide reparaît sous une forme nouvelle.

Si rien n'est plus insidieux, plus rebelle que ces maladies synthétiques, comme par compensation pour le médecin, il n'en est aucune qui mérite à un plus haut degré son attention ; car, de ce tableau de symptômes, jaillit une lumière qui éclaire tout le champ des pyrexies et fait voir que tous leurs symptômes résultent en définitive de la perturbation nerveuse et découlent de la source encéphalo-rachidienne. (Je mets à part, bien entendu, les complications.)

Pourraient-ils être autre chose que les manifestations diverses de la puissance nerveuse perturbée, ces phénomènes qui se transportent souvent d'une région dans une autre région de l'organisme, ne laissent derrière eux aucun trouble fonctionnel qui trahisse leur passage, et quelquefois même sont remplacés par une énergie fonctionnelle remarquable? Combien de fois, par exemple, n'ai-je pas vu une pénétration intellectuelle extraordinaire remplacer le délire ; une grande finesse de la vue, de l'ouïe, du goût, de l'odorat et du toucher, succéder à la paralysie de ces fonctions ! Et si je ne craignais de sortir des bornes de ce travail, je citerais des exemples de phénomènes semblables à certains phénomènes de somnambulisme et de magnétisme.

Comment placer ailleurs que dans les centres nerveux encéphaliques rachidiens le siége des fièvres pernicieuses, après avoir considéré l'harmonie qui existe entre la localisation des douleurs céphaliques rachidiennes et la localisation des différents autres symptômes ? Je développe ma pensée par des exemples : 1° dans la forme pneumonique ou pleurétique, on constate au moins dans l'une des périodes de la maladie, une douleur entre les épaules ; 2° dans les formes avec localisation des symptômes vers les organes abdominaux, on trouve une douleur dans la moitié inférieure du rachis ; 3° si les symptômes thoraciques et abdominaux sont réunis, le rachis sera douloureux dans une grande partie de son étendue. Je pourrais parler aussi des douleurs cervicales rachidiennes dans la dysphagie, etc. J'ajouterai que l'harmonie dont il s'agit, continue malgré les changements de forme, c'est-à-dire que les manifestations symptomatiques changent comme varie la localisation des douleurs céphaliques rachidiennes ; qu'enfin ces manifestations suivent ces douleurs comme l'ombre suit le corps.

Plus encore que les fièvres pernicieuses aiguës, les fièvres pernicieuses chroniques réclament, dans beaucoup de cas, comme auxiliaires du traitement fondamental, les boissons toniques, alcooliques, le vin généreux en particulier, et cela parce que ces dernières maladies ne s'attaquent guère qu'aux individus faibles ou affaiblis ; parce que de longs prodrômes ont par avance miné l'organisme et produit l'altération du sang, altération qui s'accroît encore pendant la maladie confirmée.

On voit que j'admets l'altération du sang dans nos pyrexies, mais seulement comme effet du trouble de l'innervation. Cette altération me paraît consister dans la défribination du liquide sanguin, défribination que je regarde comme pouvant être produite en très-peu de temps sous l'influence d'une perturbation nerveuse profonde. Quelle que soit la cause de l'altération du sang, celle-ci n'en constitue pas moins un élément fâcheux, un mauvais fond pour la thérapeutique.

Non-seulement, toutes choses égales d'ailleurs, la gravité des pyrexies est en proportion de la durée et de l'intensité de leurs prodrômes, mais cette durée et cette intensité marquent en quelque sorte la durée et le degré de franchise de la convalescence.

'C'est ainsi que j'ai vu guérir rapidement et presque sans convalescence, des maladies violentes, qui n'avaient eu que peu de prodrômes. Si je ne dis pas : point de prodrômes, c'est que, à mesure que je m'enquiers plus minutieusement de l'état des individus avant la maladie confirmée, je vois plus rarement la fièvre pernicieuse se produire sans symptômes précurseurs. Aussi, suis-je porté à penser qu'il s'en produit dans tous les cas, mais qu'ils sont parfois trop légers pour que le malade les accuse. Je n'avais point encore cette opinion à l'époque où j'en suis arrivé de l'influence.

Vers le mois de mars 1848, il se fit, dans notre constitution médicale fébrile, une modification notable, que les changements de saison ne pouvaient expliquer, puisque cette modification est restée à peu de chose près la même pendant plusieurs saisons qui ont suivi.

A dater de cette époque, il survient fréquemment, soit des douleurs épigastriques plus ou moins vives, avec vomissements de matières muqueuses, bilieuses ; soit des coliques avec dévoiement de matières analogues, mais quelquefois dyssentériques. Ces symptômes, accompagnés d'un mouvement fébrile plus ou moins prononcé, étaient évidemment, dans la plupart des cas, le résultat direct de la perturbation nerveuse. Généralement rémittents, jamais continus, ces accidents se reproduisaient parfois d'une manière intermittente et même périodique. Toujours les douleurs semblaient partir de la région dorso-lombaire du rachis.

Chez les individus exempts de maladies chroniques ou organiques, les symptômes cédaient en général avec facilité à l'emploi des calmans, des opiacés à faibles doses, lorsque ces symptômes étaient purement nerveux, aux évacuants (émétiques et laxatifs) lorsqu'ils s'accompagnaient d'état saburral ou bilieux des voies digestives. Dans les cas où ils résistaient à ces moyens, le sulfate de quinine en faisait généralement prompte justice (1).

Mais il n'en était pas de même chez les sujets, les vieillards surtout, minés par une affection chronique. Lorsque, par exemple, les accidents gastriques intestinaux dont il s'agit, se montraient à la fin ou dans la convalescence d'une fièvre pernicieuse chronique, le malade était presque nécessairement perdu.

Vers la même époque, les syncopes furent fréquentes, revinrent quelquefois par accès et constituèrent ainsi la fièvre syncopale, bien différente de la fièvre apoplectique, que j'avais observée auparavant. Le frisson, même dans certains cas qui n'avaient point une haute gravité, alla souvent jusqu'au tremblement convulsif ; le refroidissement des extrémités fut fréquemment subit et très-sensible ; il y eut quelques cas consistant uniquement dans des accès de froid algide (fièvre pernicieuse algide).

Le refroidissement des extrémités fut surtout manifeste dans la fièvre péritonitique, dont l'ensemble de symptômes consistait en douleurs abdominales vives, principalement vers l'ombilic, avec gonflement, sensibilité extrême du ventre à la moindre pression, constipation plus ou moins opiniâtre, trouble de la fonction urinaire, douleurs lombaires rachidiennes, vomituritions plutôt que vomissements, vomituritions qui parfois même n'existaient pas.

Ce qui prouve que l'affection dont il s'agit n'était point une péritonite, mais une pyrexie de l'ordre de celles indiquées précédemment, c'est que le traitement fondamental de la péritonite fût loin d'être utile dans cette affection, tandis que le traitement des pyrexies y fut généralement couronné de succès. C'était encore le sulfate de quinine qui, seul ou aidé du calomel, amenait la guérison quelquefois avec une rapidité vraiment merveilleuse.

Cette fièvre péritonitique s'offrait généralement avec des rémittences et des intermittences fort courtes. Dans la même fièvre, on observait certaines altérations des sens, particulièrement de celui du goût, lésion fonctionnelle que j'ai pu voir à l'état de paralysie complète dans la forme qui va suivre.

Ici je transcris la description de la fièvre cholérique, que j'ai fait imprimer à la fin de

---

(1) Les trois paragraphes qui précèdent sont extraits d'un article intitulé : *Note sur les fièvres intermittentes pernicieuses à forme cholérique.* (*Union médicale*, 25 janvier.)

1848, qui a paru dans l'*Union médicale* en janvier 1849, et dont d'autres journaux , notamment le *Bulletin thérapeutique* (30 mars), ont rendu compte.

Parmi les diverses formes que revêtent les fièvres intermittentes pernicieuses dans nos contrées, il en est une qui me semble digne d'un intérêt tout particulier ; je veux parler de la forme cholérique.

Depuis le mois de mai dernier, j'ai eu plusieurs fois occasion d'observer un ensemble de symptômes simulant ceux du choléra, mais différant essentiellement de cette maladie par une marche intermittente ; voici d'ailleurs en quoi ils consistent :

Au milieu d'une santé parfaite, ou à la suite de prodrômes qui ont généralement le caractère d'accès, il survient un frisson plus ou moins prononcé, avec refroidissement des extrémités, surtout des inférieures. Le visage est pâle et décomposé, le pouls fréquent et petit ; il se produit une douleur épigastrique plus ou moins vive, des nausées, puis des vomissements pénibles et convulsifs, des coliques plus ou moins violentes et accompagnées de selles quelquefois multipliées.

Ces évacuations sont généralement bilieuses, muqueuses et mêlées de stries de sang ; mais je leur ai vu aussi cet aspect du riz cuit, qui a été regardé comme un signe pathognomonique du choléra. Il existe en même temps des crampes fort douloureuses et accompagnées parfois d'une contraction convulsive des doigts et des orteils, de la céphalalgie avec dureté de l'ouïe ou la paralysie plus ou moins complète des organes du goût et de l'odorat ; une douleur, soit le long du rachis, soit sur l'un de ses points seulement : à la région dorsale ou à la région lombaire.

Lorsque l'invasion a été subite, la langue est à peu près nette ; dans les autres cas, elle se montre blanchâtre ; la soif n'existe point dans cette période, d'ailleurs toute boisson serait vomie. L'intelligence n'est point troublée, mais les douleurs sont si vives, l'anxiété morale est telle que le malade ne peut dire ce qu'il éprouve, tant que les accidents conservent leur intensité.

Cependant, après avoir duré un temps qui varie de quelques minutes à plus d'une heure, ces symptômes alarmants se suspendent : le frisson est remplacé par une chaleur plus grande que dans l'état normal, les extrémités elles-mêmes se réchauffent ; chez certains malades, il s'établit une simple moiteur, et chez d'autres, une sueur abondante ; le visage, moins altéré, n'exprime plus le même désespoir : le pouls se relève, mais conserve de la fréquence.

Au lieu de ces violentes douleurs, le malade n'éprouve alors qu'un peu de céphalalgie occipitale, une grande lassitude, un fourmillement dans les régions spinales et aux extrémités des membres ; la soif vient, mais il peut la satisfaire sans vomir ; aussi se croit-il guéri. Quelle est son erreur !

Après un intervalle plus ou moins court, un nouveau frisson vient annoncer un second accès qui aura plus d'intensité et plus de durée que le premier ; l'intermission qui le suivra aura aussi moins de franchise que la première. Si l'organisme peut supporter d'autres assauts, leur violence suivra cette marche progressive : les intervalles, de plus en plus courts, seront bientôt inappréciables ; enfin le malheureux n'ayant plus de relâche, succombera au milieu d'atroces souffrances, mais sans délire.

Ainsi a fini, dans le courant de cet été, un homme près de qui je fus demandé dans la dernière période de la maladie, alors que les accès se succédant rapidement, ne pouvaient permettre au médicament d'agir.

Si j'ai été assez heureux pour obtenir la guérison des autres malades, je le dois aux doses fortes et répétées de sulfate de quinine, qui a été, dans ces cas, la seule médication active et essentielle. Je n'ai pas dû songer aux émissions sanguines, après avoir constaté trop souvent et de la manière la plus positive, leur fâcheuse influence sur d'autres formes des fièvres pernicieuses.

En effet, je ne crains pas d'avouer que, dans le temps où je commençais à traiter ces affections, plusieurs malades succombèrent tandis qu'ils auraient pu guérir, si, au lieu de pratiquer des saignées, d'appliquer des sangsues pour de prétendues pleurésies, congestions cérébrales, etc. , j'avais combattu par le sulfate de quinine à hautes doses, des accès pernicieux qui n'avaient que les apparences de ces affections.

Si l'on m'objectait que ces revers ne doivent point être attribués aux pertes san-

guines, mais à l'absence du traitement fébrifuge, je dirais que des maladies du même
ordre, traitées conjointement par les saignées et par le sulfate de quinine, se sont aussi
quelquefois terminées d'une manière funeste, et que, dans les cas les plus heureux, les
convalescences ont été moins franches, d'une durée manifestement plus longue que dans
ceux où le sulfate de quinine a été employé seul.

Depuis que je fais exclusivement usage de cette dernière médication, je n'ai point
perdu de malade.

Dans la forme cholérique, comme dans les autres formes des fièvres pernicieuses,
j'administre immédiatement après l'accès une dose de ce médicament, qui varie de
70 centigrammes à 1 gramme 50 centigrammes ; puis, si l'intermission dure assez de
temps pour le permettre, cette dose est répétée avant le retour de l'accès.

Une chose qui mérite d'être notée, puisqu'elle enhardit le médecin dans l'emploi du
seul moyen qui puisse sauver son malade, c'est la tolérance de l'estomac pour cette
substance médicamenteuse. Je crois trouver l'explication de ce fait dans l'absence d'in-
flammation gastrique et la paralysie de l'organe du goût, paralysie telle, dans certains
cas, que le sulfate de quinine ne cause aucune sensation d'amertume, bien qu'il soit
purement et simplement délayé dans un peu d'eau fraîche, ou dissous dans ce liquide à
l'aide de l'acide sulfurique.

Lorsque l'intensité de la maladie diminue, l'amertume commence à se faire sentir ;
elle progresse comme l'amélioration, bien que les doses du médicament soient graduel-
lement plus faibles. Pendant la convalescence, cette sensibilité du goût est complétement
revenue, ainsi que celle de l'ouïe et de l'odorat.

La tolérance de l'estomac, suivant une marche inverse, diminue à mesure que la
guérison s'avance, et j'ai vu des personnes qui, après avoir pris sans aucune incom-
modité, au plus haut degré de l'affection, des doses considérables de sulfate de quinine,
ne pouvaient, à la fin de leur convalescence, en avaler quelques centigrammes sans
éprouver une légère douleur épigastrique. Ce signe, joint à la cessation complète des
accès, me sert de guide pour mettre un terme à ce genre de médication.

Tant que les accidents sont graves, je n'emploie point le sulfate de quinine en pilules ;
mais j'ai recours à cette forme médicamenteuse, lorsque les accès sont légers et quand
le sentiment du goût étant revenu, la saveur amère est insupportable. Il en est de
même des lavements avec cette substance.

A l'appui de ce que j'ai dit relativement à la fièvre intermittente pernicieuse cholé-
riforme, je citerai quelques observations :

Madame L...., âgée de 55 ans, d'une assez forte constitution, n'ayant jamais fait
de maladie grave, éprouve pendant quelques jours un peu de douleur entre les épaules,
un fourmillement à la paume des mains et à la plante des pieds ; ces légers accidents
ont des intermittences. A cela près, la santé générale se conserve bonne jusqu'au 12
juin, jour où tout à coup et sans cause connue, elle est prise d'un frisson avec refroidissement des extrémités, de nausées d'abord, puis des vomissements pénibles, dans la
matière desquels on remarque, après les aliments mal digérés, des mucosités mêlées
de stries de sang. A ces symptômes se joignent une douleur vive à la région ombilicale et
deux évacuations alvines, des crampes très-douloureuses, et une douleur dorsale aiguë.

Cependant, après avoir duré environ une demi-heure, ces accidents cessent, et madame L.... croit n'avoir eu qu'une forte indigestion ; elle n'éprouve qu'une grande
lassitude et des fourmillements dans les membres ; leur chaleur et celle du corps ont
remplacé le frisson général et le refroidissement des extrémités.

Cette intermission dure quatre heures, puis un nouveau frisson survient, et la scène
se reproduit ; mais les vomissements et les selles se multiplient ; les coliques et les
crampes sont plus douloureuses, ce second accès dure une heure. Pendant l'intervalle
qui le suit, la malade est très-accablée ; sa tête est pesante et la peau très-chaude.

C'est dans ce moment que je lui fais ma première visite. Après avoir obtenu d'elle
et des assistants les réponses suffisantes pour établir mon diagnostic, je me dispose à
donner le sulfate de quinine ; mais je vois le visage s'altérer, pâlir ; madame L....
frissonne, vomit, s'agite sur son lit au milieu de crampes et de convulsions qui lui
arrachent des cris aigus ; elle a plusieurs selles qui m'offrent l'aspect blanchâtre et

grumelé du riz cuit. Le pouls est redevenu petit et serré ; les extrémités sont comme glacées , et les doigts des mains restent convulsivement fléchis. Le ventre , sans être gonflé , est dur et ne peut supporter la moindre pression. Au milieu de ces atroces souffrances , d'un désespoir peint sur sa face pâle et décomposée , la malade ne peut indiquer que par gestes ce qu'elle ressent et ce qu'elle demande.

J'attends avec la plus vive impatience la fin de cet orage que l'art est incapable d'arrêter; et , à défaut de moyens actifs , je fais employer ceux qui peuvent contribuer à rappeler la chaleur générale : des applications chaudes , des frictions sèches le long de l'échine et des membres ; plusieurs personnes maintiennent la malade qui voudrait se jeter à bas de son lit. Enfin cinq quarts d'heure se sont écoulés depuis l'invasion de cet accès , lorsque je trouve les extrémités moins froides ; le pouls se relève , et la cessation des vomissements me permet de donner le sulfate de quinine. Un gramme de cette substance , purement et simplement délayé dans de l'eau fraîche , est avalé sans difficulté , sans causer de sensation d'amertume , et sans exciter la moindre envie de vomir. Une demi-heure après , j'en fais prendre encore une dose de 50 centigrammes , qui n'a pas plus d'influence sur l'organe du goût et n'est pas moins toléré par l'estomac.

Le quatrième accès , qui retarde de deux heures , n'a que l'intensité et la durée du premier ; l'intermission qui le suit est plus longue que les précédentes , 70 centigrammes de sulfate de quinine en deux doses.

Le cinquième accès revient après une intervalle de 10 heures ; il est caractérisé par un seul vomissement et l'absence de tous les autres symptômes. Depuis lors , il n'y eut plus , en quelque sorte , que l'ombre de la maladie ; elle se réduisit aux fourmillements des membres et à cette douleur dorsale , qui en avaient été le prélude. La sensibilité du goût et de l'odorat était complétement revenue ; l'appétit se faisant sentir , je commençai l'alimentation. Le sulfate de quinine fut continué quelques jours encore , puis tout à fait abandonné , lorsque l'épigastre devint un peu douloureux immédiatement après l'ingestion de cette substance.

Le 24 juin, pendant la convalescence de madame L...., je fus prié de donner mes soins à une pauvre femme du même village , qui venait d'éprouver des coliques avec vomissements , dévoiement et crampes. Lorsque j'entrai dans sa maison , l'on me montra un vase contenant des matières blanches , grumelées , résultant des évacuations alvines.

L'accès venant de cesser , je pus administrer sur-le-champ un gramme de sulfate de quinine , simplement délayé dans un peu d'eau fraîche ; la malade l'avala sans lui trouver d'amertume et sans éprouver de nausées. Une demi-heure après , 50 centigrammes furent encore pris de la même manière.

Le lendemain matin , son mari vint me dire qu'elle n'avait eu pour tout accès qu'un seul vomissement , bien moins pénible que les autres ; et qu'elle ne ressentait plus que des fourmillements le long des membres et de l'échine. Je conseillai , néanmoins , la continuation du sulfate de quinine , mais à doses très-faibles , pendant quelques jours encore. Je ne sais si cette prescription fut suivie , mais je suis certain que la guérison a été complète le 30 du même mois.

La troisième observation offre un double intérêt , parce que la personne qui en fait le sujet a été prise , à quelques mois d'intervalle , de deux affections bien différentes dans l'ordre des fièvres pernicieuses. La femme C.... , âgée de 39 ans , d'une bonne constitution , d'un tempérament bilioso-nerveux , sujette aux douleurs névralgiques (migraine et douleurs sciatiques) , éprouva , au mois de février 1848 , à la suite de quelques accès de fièvre intermittente simple , une paralysie d'abord incomplète , puis complète des mouvements du bras gauche , avec des douleurs extrêmement vives le long de ce membre et entre les épaules. Ces symptômes , qui étaient précédés d'un frisson , prirent la forme intermittente , ne furent point accompagnés de trouble dans les fonctions digestives , et cédèrent à l'emploi du sulfate de quinine à hautes doses.

Cette malade guérit dans peu de jours de cette fièvre intermittente paralytique, sous l'influence de l'emploi exclusif de la médication fébrifuge, et se porta bien pendant six mois.

Le 20 septembre dernier, à la suite des occupations pénibles d'une lessive, elle fut saisie tout à coup d'un frisson, d'une vive douleur épigastrique, puis de vomissements accompagnés de crampes. Il n'y eut pas de selles dans ce premier accès qui ne dura que dix minutes environ. Pendant l'intermission qui le suivit, la malade éprouva un accablement général, des fourmillements dans les membres et entre les épaules.

Second accès le lendemain matin, à la même heure que le premier, mais plus intense et plus long ; une selle blanchâtre. Il est sur le point de se terminer lorsque j'arrive près de la malade, dont le visage est encore fort pâle ; les extrémités sont froides ; le pouls commence cependant à se relever ; la langue est nette et il n'y a pas de soif.

Aussitôt que la chaleur générale s'est reproduite, j'administre un gramme de sulfate de quinine dissous, à l'aide de l'acide sulfurique, dans une potion. Sensation légère d'amertume, point de nausées après l'ingestion de ce liquide dans l'estomac.

Un accès survient quatre heures après, mais ne consiste que dans un vomissement accompagné de picotements dans le dos et le long des membres. Le sulfate de quinine est continué à doses moindres, et il n'y a plus qu'un accès moindre aussi, sans vomissements, mais caractérisé par une douleur dorsale un peu vive, s'irradiant dans le bras droit. La sensibilité du goût et de l'odorat est revenue, ainsi que celle de l'ouïe qui avait été un peu dure pendant les premiers accès. Pour dissiper les dernières traces de la maladie, le sulfate de quinine est encore continué jusqu'au jour où la femme C.... se plaint d'une douleur épigastrique un instant après l'avoir pris.

Le 25, trouvant la langue un peu blanche et de la constipation, je fais boire quelques verres d'eau de Sedlitz, qui produisent plusieurs selles.

Le 26, la langue se nettoie, l'appétit se fait sentir ; je permets de légers aliments.

Un herpès labialis se montre, disparaît dans peu de jours, et la malade est entièrement guérie.

Ce n'est là évidemment qu'un anneau de plus à la chaîne morbide, qu'une forme nouvelle de ces maladies ayant leur siége dans le système nerveux cérébro-spinal, et dont les symptômes résultent de la perturbation nerveuse.

Dans cette forme cholérique pure, si je puis m'exprimer ainsi, mais qui n'a point encore acquis son summum d'intensité, on voit la perturbation agir principalement sur le centre ou plutôt la portion dorso-lombaire du centre rachidien ; car s'il y a altération de certains sens et un peu de céphalalgie, rien ne décèle une perturbation profonde du centre céphalique. En sorte que les grands phénomènes cérébraux, tels que le délire, certaines convulsions et paralysies, le coma, etc., souvent combinés avec les symptômes cholériformes, devaient être considérés comme des formes surajoutées. Il y eut donc, à côté de la fièvre cholérique pure, des fièvres cholériques composées : délirantes, comateuses, apoplectiques, paralytiques, convulsives, etc. Il y eut souvent aussi des fièvres cholériques compliquées, c'est-à-dire des accidents cholériques associés à des affections organiques, aiguës et chroniques.

Je m'étais trop pressé de dire que la fièvre cholérique différait essentiellement, par son type intermittent, du choléra ; car, bientôt, d'un côté, j'observai la même fièvre, simple ou composée, sous le type à peine rémittent ou subcontinu ; d'un autre côté, en lisant certaines observations du choléra qui sévissait alors dans le nord de la France et dans d'autres pays, je constatais bien des rémittences, qui même, dans certains cas, pouvaient être considérées comme de véritables intermittences.

Le 16 janvier 1849, alors que le fléau ne décimait point encore la capitale, mais semblait s'y annoncer par des cas douteux, je lus dans l'*Union médicale* la relation de deux faits observés par M. Hervèz, de Chégoin, faits présentant les rémittences les plus manifestes ; dans l'une de ces observations, par exemple, il est dit que, *quoique continues, les douleurs abdominales revenaient par crises violentes toutes les deux heures environ, et arrachaient des cris à la malade.* En face d'une symptomatologie suspecte, ce médecin distingué était rassuré par l'absence des crampes.

En rapprochant ces faits de certains cas de notre fièvre péritonique, qui n'était véritablement qu'un degré, qu'une nuance de la fièvre cholérique, je dis *(Union médicale,* 10 février.), qu'avec une symptomatologie analogue, il y avait aussi, dans ces cas, absence de crampes.

Dans le même article, je compare la fièvre péritonitique ou cholérique, sans évacuations, au choléra sicca, et je tâche de faire voir l'analogie qui existe entre les diverses formes composées et compliquées du choléra, et les diverses formes composées et compliquées de la fièvre cholérique.

Ce qui n'était d'abord que simple analogie ne tarda pas à se changer, à mes yeux, en identité parfaite, de nouveaux éléments étant venus s'ajouter à cette fièvre cholérique et lui donner la ressemblance la plus frappante en tout et pour tout avec le choléra. Ces éléments furent la suspension de la fonction urinaire, la cyanose et l'asphyxie.

Dans la forme cholérique et dans d'autres formes j'avais bien vu quelques perturbations thoraciques, mais cela n'avait point été jusqu'aux phénomènes véritablement asphyxiques ; j'avais remarqué, soit pendant la vie, soit immédiatement après la mort, une teinte cyanique aux paupières, aux ongles ; mais ce n'était en quelque sorte que le germe de cette cyanose générale que j'ai pu observer plus tard. Voici les circonstances dans lesquelles les éléments en question se sont développés.

Au printemps dernier la grippe revint, et avec elle se montrèrent un grand nombre de fièvres accompagnées d'éruptions rubéoliques, scarlatineuses, urinaires, miliaires, fièvres et éruptions fort variables dans leur développement. Précédant, terminant les pyrexies graves, auxquelles elles étaient liées par les douleurs céphaliques rachidiennes, des rémittences et des intermittences, ces fièvres exanthématiques et la grippe eurent entre elles une telle ressemblance symptomatique, que souvent, chez les jeunes sujets surtout, il fut fort difficile ou même impossible de savoir, avant l'éruption, si l'on avait affaire à la grippe ou à l'une de ces fièvres éruptives. Aussi regardai-je alors la grippe dont il s'agit comme une fièvre exanthématique dont l'exanthème se trouvait empêché par une modification particulière de l'organisme, et, de même que j'avais placé le siége de cette grippe dans le système nerveux encéphalo-rachidien, de même aussi j'y plaçai le siége de ces fièvres exanthématiques. C'étaient donc encore de nouveaux anneaux pour la même chaine morbide.

Toutes les fièvres cholériques nées sous le règne de ces maladies, ont offert des perturbations thoraciques plus ou moins manifestes, et la cyanose qui parfois a été générale. Les premiers malades chez qui j'observai l'asphyxie à un haut degré et la cyanose générale réunies, furent de jeunes enfants, en proie d'ailleurs à tous les autres symptômes cholériques, à la suite de la brusque disparition d'exanthèmes rubéoliques et miliaires. Sur quatre malades, trois ont guéri, deux par le sulfate de quinine seul donné par la bouche, le troisième sous l'influence du calomel par cette voie, et du sel de quinine en lavement. Chez ces trois enfants, non-seulement l'éruption reparut au déclin de la maladie, mais les accidents, en perdant leur intensité, prirent un type franchement intermittent, qu'ils n'avaient point eu jusque là.

Dans cette réapparition de l'exanthème et cette transformation du type, je trouve deux enseignements utiles : cela prouve, 1° qu'un exanthème peut servir de phénomène critique à la fièvre cholérique, au choléra ; 2° que, dans un certain nombre de cas de cette maladie, les types rémittent et subcontinu ne sont pas autre chose que l'intermittence dégénérée, d'où il suit que l'intermittence n'est point indispensable pour l'administration du quinquina. Toutefois je dois reconnaître que quand il n'y a que rémittence ou subcontinuité, cet agent thérapeutique est d'une efficacité beaucoup moindre que dans le cas d'intermittence franche.

De ce règne de grippe et de fièvres exanthématiques il nous est resté la suette, la miliaire, isolées ou réunies, aiguës ou chroniques, et de nombreuses perturbations thoraciques. Nous avons eu des cas d'asphyxie, dans lesquels d'autres symptômes ne purent en quelque sorte se produire. J'ai cité dans l'*Union médicale* (21 juin), l'observation d'un jeune homme enlevé dans un accès foudroyant asphyxique, survenu à la suite de quelques accès de névralgie bénigne. Ce cas, dans lequel l'asphyxie, la cyanose et le froid algide furent instantanés, était digne de fixer l'attention ; il m'a servi à achever la démonstration de l'identité du choléra et de la fièvre cholérique. Outre qu'il fait voir que parfois celle-ci ne le cède point en violence à celui-là, le même cas prouve la nécessité, par le temps qui court, de traiter les névralgies bénignes si l'on ne veut pas s'exposer à voir la perturbation nerveuse superficielle devenir profonde, ou, en d'autres termes, le plus petit anneau de la chaîne morbide prendre l'étendue du plus grand.

Entre ce degré suprême de la perturbation thoracique et le léger essoufflement qu'accusent à peine certains individus chez qui il revient par accès, il est une longue série de degrés parmi lesquels j'ai vu des états pathologiques ressemblant à l'asthme, à l'angine de poitrine, etc. La ressemblance avec cette dernière affection a été telle, que j'ai failli commettre une erreur de diagnostic chez un jeune homme qui depuis son enfance était pris chaque année d'un ou de plusieurs accès de suffocation. La symptomatologie, dans ce cas, fut si bien celle de l'une de nos pyrexies, que je me disposais à prescrire le sulfate de quinine lorsque ce jeune homme me donna les renseignements qui précèdent. Néanmoins, je m'attendais, mais il n'en fut rien, à voir cette angine suffocante se reproduire bientôt et sous le type intermittent, parce que j'avais observé que les personnes atteintes de maladies nerveuses antérieures à l'influence, en étaient, sous cette influence, plus souvent affectées et d'une manière intermittente. J'en ai actuellement encore, un exemple remarquable chez un homme dont les accès d'épilepsie, rares avant sa résidence dans notre ville, sont depuis devenus fréquents et véritablement intermittents ; aussi je viens de lui conseiller une dose quotidienne de quinquina.

Les affections nerveuses ne sont pas seules modifiées par le génie épidémique : ainsi, par exemple, j'ai vu chez plus d'une personne sujette à la congestion cérébrale avant l'influence, la maladie se transformer plus tard en fièvre intermittente apoplectique et réclamer, non plus des émissions sanguines, mais les préparations de quinquina, parfois associées au calomel. Les inflammations elles-mêmes n'ont pu se soustraire au cachet de l'influence ; sans doute elles ne deviennent pas intermittentes, mais depuis longtemps pas une n'est franche chez nous.

N'est-il pas bien étrange que, tout en conservant leur physionomie habituelle, les maladies passent ainsi de la nature sthénique à la nature asthénique ? Lorsque le changement inverse aura lieu, il faudra donc encore une fois changer de thérapeutique !

En faisant cette réflexion, je ne puis m'empêcher de croire que des systèmes opposés ont été vrais dans certains temps, et je m'incline avec respect devant l'image des créateurs de certaines doctrines qui semblent condamnées au néant de l'oubli. Si les préceptes de ces hommes de génie ne peuvent être mis en pratique aujourd'hui, c'est moins à eux qu'il faut s'en prendre qu'aux changements de la constitution médicale. Il résulte de là que la base essentielle d'une bonne thérapeutique consiste dans l'étude approfondie de la constitution médicale et du génie épidémique. Peu importe la différence des masques dont se couvrent les maladies, c'est le fond qu'il faut voir ; or, nos pyrexies ont pour fond commun la faiblesse.

Ce fond de faiblesse peut être suffisamment prouvé, 1° par les circonstances au milieu desquelles l'influence est née et a grandi, c'est-à-dire la mauvaise alimentation pendant plusieurs années, les commotions politiques et l'insalubrité de l'hiver de 1848—49 ; 2° le peu d'utilité des émissions sanguines en général ; 3° le succès obtenu par la médication tonique excitante ; 4° la préférence de nos maladies pour les êtres faibles ou affaiblis. Cette préférence a été telle, que je crois devoir m'y arrêter un instant.

La différence entre le nombre des hommes et celui des femmes atteints de pyrexies graves, a été chez nous dans la proportion de 1 à 20 environ. Le nombre et le degré de curabilité de ces maladies a varié selon les différents âges. L'enfance a fourni le chiffre le plus élevé ; mais, comme par compensation, c'est à cet âge que

la maladie, prise à temps, a été à son apogée de curabilité, tandis que, malgré
tout, la plupart des vieillards gravement atteints succombaient ; différence résultant
de ce que, contrairement à ce qui se passe chez l'enfant, l'absorption des médicaments est lente chez le vieillard, lorsque même leur action n'est pas annihilée
par une affection organique, chose si ordinaire à cet âge. L'influence a paru choisir
les circonstances dans lesquelles le système nerveux est le plus impressionnable :
par exemple, la dentition, la menstruation, la grossesse, les suites de couches ;
je dirai plus loin quelques mots de cette dernière circonstance.

Renvoyant à ce que j'ai dit, dans la première partie de ce travail, relativement
aux pyrexies greffées sur les lésions organiques, j'ajouterai que ces pyrexies, même
à l'état latent, si elles sont négligées, peuvent, par une longue répétition d'accès,
amener des désordres matériels graves et bien manifestes chez des individus jeunes
et sains d'ailleurs. Ainsi, par exemple, dans nos campagnes surtout, où il faut que
les accidents aient une gravité évidente pour que l'on réclame les soins du médecin,
il n'est pas rare de voir des malades minés par une vieille pyrexie, présenter l'hydropisie ascite quelquefois accompagnée d'un gonflement considérable du foie ou de
la rate, ou des glandes mésentériques qui forment comme des chapelets de tumeurs
de consistance squirreuse ; effets qui ont bien de l'analogie avec ceux qui résultent
d'une vieille fièvre intermittente ordinaire.

Une chose qui semblerait en contradiction avec ce que je viens de dire, c'est que,
comme je l'ai vu chez une femme dont l'hydropisie ascite s'est dissipée par l'effet
de flux et de vomissements cholériques, la perturbation nerveuse a pu dissiper un
épanchement ; mais alors, ou bien l'hydropisie était essentielle, ou bien la cause
organique qui lui donnait naissance avait cessé son action depuis quelque temps.
J'expliquerais de la seconde manière les cas d'épanchement pleurétique, qui ont été
guéris par l'effet du choléra, et dont il a été question dans les journaux.

Mais ces résultats de pyrexies aiguës ou chroniques n'ont rien de bien étonnant,
si l'on considère ce qu'a pu faire la simple névralgie : n'a-t-elle pas, ainsi que je
l'ai dit, produit dans très-peu de temps le gonflement des glandes parotides, mammaires, etc., et différents flux ? Le nombre des effets du trouble de l'innervation
est incalculable, et l'on se perdrait dans ce champ d'observations s'il n'était semé
d'analogies.

Toujours admirable d'ordre jusque dans le désordre même, la nature dirige d'après
les mêmes lois les phénomènes qui se produisent dans les divers appareils organiques.
Le plus petit organe ayant comme celui du premier ordre une portion de nerfs,
de vaisseaux rouges et de vaisseaux blancs, il en résulte qu'il se passe en petit
dans le premier ce qui a lieu en grand dans le second, et que l'on peut juger de
la cause des phénomènes morbides de celui-ci par l'appréciation de la cause des
phénomènes morbides de celui-là. Ainsi, prenant encore pour points de comparaison les
symptômes du choléra et ceux d'une névralgie de la région oculaire, si j'ai suffisamment
prouvé que ces derniers ont pour cause le trouble de l'innervation, la même chose
sera également démontrée pour les seconds.

Pour exprimer de nouveau et plus explicitement ma pensée, je dirai que le choléra
et les diverses formes de la maladie dite méningite encéphalo-rachidienne épidémique,
c'est-à-dire toutes les fièvres pernicieuses actuelles, peuvent être étudiées dans les
diverses formes des névralgies.

Maintenant je vais tâcher de faire voir que les phénomènes qui se passent à la
peau sous l'influence régnante, sont analogues à ceux qui, sous la même influence,
se produisent dans le tube digestif : c'est dire qu'il s'agit de comparer la suette
miliaire au choléra.

Outre les douleurs céphaliques rachidiennes, les rémittences et les intermittences
qui, chez nous, relient entre eux et aux autres pyrexies le choléra et la suette
miliaire ; outre les crampes qui s'observent dans ces deux maladies, crampes moins
douloureuses, il est vrai, dans la suette miliaire, on constate dans toutes deux un
flux, de la peau dans celle-ci, du tube digestif dans celui-là. Dans l'une et l'autre
affection, le flux est généralement précédé, accompagné de douleurs nerveuses, car

je n'hésite pas à regarder comme névralgiques les douleurs périphériques de la suette miliaire. Ne puis-je comparer l'éruption cutanée à l'éruption intestinale ? Ne puis-je comparer encore cette sécrétion plastique mêlée par fois à l'éruption miliaire dont elle semble naître , et qui offre l'aspect d'un herpès squammeux apparu presque subitement, ne puis-je la comparer à la sécrétion plastique , qui dans le choléra , comme dans d'autres fièvres pernicieuses, se produit sur la muqueuse du tube digestif , et dont j'ai vu la formation et l'élimination avoir lieu à plusieurs reprises chez les mêmes individus ?

L'élimination de cette sécrétion plastique se fait par lambeaux membraneux blancs , lorsqu'il y a absence d'évacuations morbides , les selles se produisant , soit naturellement , soit par l'effet des médicaments , du calomel par exemple , à la suite d'une constipation plus ou moins longue ; tandis que cette élimination , dans les cas d'évacuations morbides , s'effectue sous forme de grumeaux blancs (matière riziforme). Cette différence dans le mode d'élimination tient à ce que , dans le premier cas , la matière albumineuse concrète peut s'étendre et former une sorte de fausse membrane à la surface de la muqueuse digestive , tandis que , dans le second , le mouvement péristaltique et le flot incessant des liquides entraînent la sécrétion telle qu'elle se forme et à mesure qu'elle se forme. C'est cette même sécrétion albumineuse qui , tantôt épaisse , forme une véritable couenne sur la langue , tantôt mince et diaphane , fait paraître cet organe comme trempé dans du lait.

Les symptômes cutanés de la suette miliaire , comme les symptômes gastro-intestinaux du choléra , peuvent se montrer isolément. (Der malgiques) , entéralgiques , les douleurs existent quelquefois seules , c'est-à-dire que , dans le choléra , elles ne sont suivies d'aucune évacuation (choléra sicca) , et que , dans l'affection cutanée , il ne se produit ni sueurs, ni éruptions. Combien d'individus m'ont dit : ma peau me pique , me lance , et pourtant l'on n'y voit rien !

Par contre , l'exhalation intestinale ou cutanée se fait parfois sans douleur : ainsi ai-je vu la diarrhée se produire chez certaines personnes ; ainsi se sont manifestées des sueurs abondantes , diarrhées et sueurs qui ont revêtu quelquefois le type intermittent.

Si j'ai établi un long parallèle entre les symptômes du choléra et ceux de la suette , c'est que leur analogie est à la fois intéressante et utile à connaître au point de vue du traitement.

Chez nous , la suette miliaire ou mieux les phénomènes de la suette et de la miliaire préservent généralement des fièvres pernicieuses les personnes prudentes , saines d'ailleurs , suivant un traitement convenable , et ne se trouvant point dans les circonstances dont il va être question : au contraire , les écarts du régime , l'impression du froid sur le corps en sueur , une saignée intempestive , une émotion vive et pénible , l'accouchement , etc. , sont des circonstances propres à favoriser la transformation de l'affection superficielle en affection profonde ou fièvre pernicieuse.

Il est donc d'une haute importance de ne pas négliger le traitement de la suette miliaire chez les femmes enceintes : par là on peut prévenir l'invasion d'une maladie ordinairement mortelle après les couches. Naguère encore , dans la même semaine et presqu'au lendemain de l'accouchement , trois malheureuses femmes de notre ville furent enlevées au milieu des symptômes cholériques les moins équivoques. Dans ces cas , le sulfate de quinine si bien indiqué par des rémittences et des intermittences manifestes , les moyens employés dans le but de favoriser l'éruption disparue , tout fut sans résultat. Quelques jours après succombait dans un accès comateux une jeune femme minée par un choléra chronique , ayant duré six semaines et commencé au début de la fièvre de lait. Actuellement encore je vois une femme en proie à des accidents pernicieux depuis deux mois , depuis l'époque de cette fièvre de lait ; chez elle , une légère éruption miliaire apparue à trois reprises s'est accompagnée chaque fois d'une amélioration , hélas ! trop passagère. Le ptyalisme mercuriel qui vient de se produire , sera-t-il plus efficace ? Je l'espère quelque peu ; mais je l'espérerais beaucoup , si la maladie n'avait pris naissance à la suite des couches.

Je me trouve conduit à parler des phénomènes critiques de nos fièvres pernicieuses , phénomènes souvent constitués par ceux de la suette et de la miliaire. Je dois noter que l'heureuse transformation d'une perturbation nerveuse profonde en une perturbation nerveuse superficielle, s'est fréquemment effectuée, dans notre ville et dans les environs, sans le secours des boissons chaudes et aromatiques ; que, chez des individus dont toute la boisson consistait dans l'eau froide prise en abondance, les phénomènes cutanés n'en continuèrent pas moins à se montrer d'une manière rémittente ou intermittente, et ne cédèrent qu'au sulfate de quinine.

Aussi, lorsque les substances alcooliques, le vin, par exemple, dont j'ai prescrit si souvent l'usage dans nos diverses pyrexies, ne me semble point indiqué, je permets l'eau froide à discrétion, même dans les cas si communs où existe une toux spasmodique.

En même temps, lorsque l'éruption a disparu pour faire place à l'affection grave, je cherche à favoriser le retour de cette éruption ou à la remplacer par une éruption artificielle, en faisant pratiquer des frictions irritantes, mais plus ordinairement avec la pommade mercurielle, qui a la remarquable propriété de faire naître une éruption ressemblant à la miliaire et s'étendant parfois bien au delà du siége des frictions.

Outre cet effet cutané, ce phénomène critique artificiel, si je puis m'exprimer ainsi, qui ne s'est pas manifesté aussi souvent que je l'aurais désiré, la pommade mercurielle en produit un dont l'influence curative n'est pas moins manifeste : absorbé en partie, le mercure va agir dans la bouche, y faire naître une éruption et une salivation analogues à celles qui ont constitué plus d'une fois les phénomènes critiques de la fièvre pernicieuse.

Fondé sur la double observation de l'heureuse influence du ptyalisme spontané et du ptyalisme mercuriel, je m'efforce souvent d'obtenir ce dernier phénomène, soit par les frictions dont je viens de parler, soit par le calomel donné à petites doses, soit enfin par les deux médications réunies.

Je ne pense pas qu'il faille faire naître le ptyalisme chez tous les malades atteints de pyrexies graves, ni le pousser à un très-haut degré, si ce n'est dans des cas exceptionnels, parce que, fort incommode, souvent accompagné de violentes douleurs dans les mâchoires et dans la langue, ce phénomène n'est pas toujours indispensable à la guérison, et parce que chez des malades très-affaiblis, une perte salivaire abondante pourrait achever l'épuisement.

Il faut donc généralement que le ptyalisme soit médiocre ; mais, pour en obtenir un bon résultat, il est nécessaire, comme je l'ai tant de fois constaté, de recourir aux toniques, aux stimulants alcooliques dès que ce phénomène apparaît, et il s'établit dès lors une tolérance remarquable pour ces substances. On ne me croira peut-être pas si je dis que, sous l'influence de la salivation, des femmes, des jeunes filles dont l'estomac ne supportait pas le vin avant leur maladie ou pendant cette maladie avant la salivation, ont pu consommer un litre et même un litre et demi de vin pur et généreux chaque jour, non-seulement sans en éprouver aucune gêne vers l'estomac, aucun trouble vers la tête, mais avec un avantage manifeste sous le rapport de l'état général et, en particulier, du phénomène buccal.

Lorsque les graves accidents morbides ont cessé sous l'influence du ptyalisme, il faut en outre commencer l'alimentation, et il s'établit bientôt pour les substances solides, les viandes surtout, une seconde tolérance qui n'est guère moins remarquable que la première.

Du flux salivaire et de cette double tolérance qui continue longtemps après la disparition du ptyalisme, résulte une sorte de rénovation de l'organisme ; ce qui explique comment plusieurs personnes faibles et chétives avant la maladie, ont acquis promptement de la force et même de l'embonpoint après cette maladie.

Nos pyrexies graves ont encore offert d'autres phénomènes critiques, tels que le flux urinaire, l'herpès labialis, les furoncles, les abcès de la bouche et de la peau, etc. ; mais je ne puis m'y arrêter, forcé que je suis de passer sous silence bien d'autres sujets d'observation.

Depuis que l'influence a pris le caractère pernicieux dans notre ville, le chiffre des maladies graves, après bien des fluctuations, n'a pas été plus bas qu'actuellement.

Au milieu d'un certain nombre de diarrhées et de dyssenteries qui cèdent en général avec facilité à l'opium quelquefois associé au sulfate de quinine, la forme cholérique est rare, et, s'offrant dépouillée des éléments asphyxique, cyanique, prenant un type plus franchement intermittent, elle ne résiste guère au quinquina. A côté de cette forme pernicieuse, il n'en est plus guère d'autres que les formes délirante, hémorrhagique, rhumatismale qui, il est vrai, sont moins rares et plus rebelles. Quant aux phénomènes de la suette, de la miliaire, et aux diverses pyrexies bénignes, bien que le nombre en ait diminué, ils sont encore assez communs.

La phase dans laquelle nous nous trouvons, ressemble jusqu'à un certain point à celle du début de la forme cholérique ; aussi je crois pouvoir espérer que bientôt la malheureuse influence qui a été ici véritablement chronique et comme endémique, ne tardera pas à perdre sa perniciosité ; qu'après la forme cholérique qui s'éteint, disparaîtront bientôt à leur tour les diverses formes de la méningite encéphalo-rachidienne épidémique, qui ont préparé le terrain et servi de cortége au choléra. Toutefois le changement de notre constitution médicale ne sera bien indiqué que par le retour des affections inflammatoires franches.

Pendant quelque temps encore, on verra se produire ces névralgies bénignes qui, ici comme à Baccarat, comme dans celles des communes voisines décimées par le fléau, ont été les précurseurs de l'épidémie et les précurseurs ordinaires de la fièvre pernicieuse chez les individus. (Dans nos contrées, le choléra n'a pas eu pour constant et unique prodrôme la diarrhée, qui souvent a manqué dans la maladie elle-même, et souvent aussi, la diarrhée prodromique, sans parler des symptômes de la suette et de la miliaire, a été remplacée par des phénomènes névralgiques très-variables.)

Ces névralgies ont été si bien les précurseurs de nos fièvres pernicieuses, que partout où j'ai vu un certain nombre des premières, j'ai pu ensuite observer les secondes. En aurait-il été de même dans d'autres contrées ? D'après ce que j'ai lu, je suis disposé à répondre par l'affirmative.

Tout le monde sait que la méningite encéphalo-rachidienne épidémique, dont les symptômes se sont combinés aux symptômes cholériques dans plusieurs contrées, avait sévi dans plusieurs villes de garnison, à Paris même, avant l'invasion qu'y fit le choléra.

En ce qui concerne les névralgies, un médecin de l'hôpital Beaujon, entre autres, a signalé leur fréquence au début de l'épidémie de notre capitale, et, avant cette épidémie, M. Hervès de Chégoin, dont j'ai déjà cité le nom, qualifiait de névralgiques ces douleurs abdominales qu'il observait avec appréhension. Dans le courant de la funeste influence qui a enveloppé tant de pays, la presse médicale a publié bien des cas de méningite encéphalo-rachidienne et de choléra, précédés de douleurs brachiales, céphaliques, sciatiques, etc., que les malades prenaient pour la reproduction de douleurs névralgiques ou rhumatismales anciennes. Au commencement du mois de juillet, M. le rédacteur en chef de l'*Union médicale*, après avoir rendu compte d'un fait de ce genre observé par un médecin de province, lui trouvait une grande analogie avec le cas dont j'ai déjà parlé et que je venais de citer sous le nom de fièvre cholérique. L'analogie fut bien grande en effet, car les deux cas, terminés par une mort foudroyante, eurent pour prodrômes des accès de névralgie ; aussi le confrère que je ne puis nommer, parce que je n'ai point actuellement le journal de cette époque à ma disposition, déplora-t-il, comme je l'avais fait, que le sulfate de quinine n'eût point été administré pendant ces prodrômes. Je crois pouvoir ajouter que si, à Dieu ne plaise, l'épidémie continue, les observations du même genre deviendront plus communes encore, si l'on questionne plus minutieusement les malades ou leurs assistants, au point de vue des phénomènes nerveux prodromiques, auxquels, il est vrai, on trouvera parfois bien peu d'intensité.

D'après ce que je viens de dire, il me semble raisonnable de penser que les névralgies, puis les formes de la méningite ont, dans plusieurs contrées et partout peut-être, préparé le terrain au choléra. S'il en est ainsi, l'étude de ces névralgies, importante pour le présent, puisque nul n'est certain que l'influence pernicieuse doive s'éteindre bientôt partout, serait plus importante encore pour l'avenir ; car si, plus ou moins longtemps après la disparition complète de cette influence, on voyait reparaître un règne de névralgies semblables aux névralgies actuelles, on pourrait, par des mesures hygièniques prises alors et en tête desquelles je placerais celles qui concernent l'alimentation, sinon empêcher le retour du fléau, du moins en diminuer beaucoup les ravages ; et, chose qui contribuerait à produire cet heureux résultat, l'appréciation de ces névralgies ferait converger les opinions au sujet de la nature et du traitement des fièvres pernicieuses.

Dans nos contrées, l'influence pernicieuse ne s'est pas exercée sur les localités regardées officiellement comme envahies et citées comme telles dans les journaux ; mais je puis dire sans exagération, que cette influence s'est fait sentir, bien qu'à des degrés moindres, dans tout notre canton et au delà. Elle n'y a point sévi uniquement sur l'homme, mais aussi sur la race chevaline, et ce point de médecine comparée, m'a paru digne d'être l'objet d'un article qui vient d'être publié dans l'*Union médicale* (27 octobre.)

Si plusieurs communes de nos environs, ainsi que notre ville, n'ont pas été signalées comme subissant l'influence, on doit l'attribuer à ce que le degré moindre de cette influence y a permis de remplacer le nom de choléra par celui de fièvre. Fidèle à des opinions médicales péniblement acquises, ne pouvant voir dans le choléra autre chose qu'une pyrexie de haute gravité, convaincu de la funeste influence du mot vulgaire, je me suis abstenu, comme je m'abstiendrai autant que possible, de le prononcer dans ma clientèle.

En agissant ainsi je ne fais donc que remplir un devoir ; mais s'il y avait quelque mérite à avoir pu préserver plusieurs populations de l'influence de la peur, une bonne part devrait en être attribuée à mes confrères de Rambervillers, dont la prudence, la réserve ont facilité l'accomplissement de ma tâche.